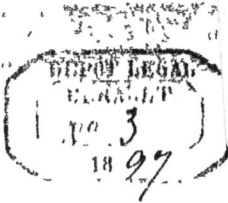

DE L'INFLUENCE PALLIATIVE ET CURATIVE

DE LA

LAPAROTOMIE EXPLORATRICE

DANS LES PROCESSUS FIBREUX DU PETIT BASSIN

ET DANS LES TUMEURS DE L'ABDOMEN

ACCOMPAGNÉES OU NON D'ASCITE

PAR

Le Dʳ J. ANDRÉ

Ancien Interne des Hôpitaux de Nimes (Concours 1891)
Ancien Externe des Hôpitaux de Montpellier (Concours 1892)
Ex-Professeur Adjoint d'accouchements à la Maternité du Gard

MONTPELLIER

TYPOGRAPHIE ET LITHOGRAPHIE CHARLES BOEHM

Éditeur du Nouveau Montpellier médical
10, RUE D'ALGER, 10

1896

DE L'INFLUENCE PALLIATIVE ET CURATIVE

DE LA

LAPAROTOMIE EXPLORATRICE

DANS LES PROCESSUS FIBREUX DU PETIT BASSIN

ET DANS LES TUMEURS DE L'ABDOMEN

ACCOMPAGNÉES OU NON D'ASCITE

PAR

Le Dr J. ANDRÉ

Ancien Interne des Hôpitaux de Nîmes (Concours 1894)
Ancien Externe des Hôpitaux de Montpellier (Concours 1892)
Ex-Professeur Adjoint d'accouchements à la Maternité du Gard

MONTPELLIER

TYPOGRAPHIE ET LITHOGRAPHIE CHARLES BOEHM

Éditeur du Nouveau Montpellier médical

10, RUE D'ALGER, 10

1896

A MON PÈRE ET A MA MÈRE

A TOUS MES PARENTS

A MES AMIS

J. ANDRÉ.

A MON PRÉSIDENT DE THÈSE

Monsieur le Professeur FORGUE
Professeur de Clinique Chirurgicale

A Monsieur le Docteur J. REBOUL
Chirurgien de l'Hôtel-Dieu de Nimes
Membre Correspondant de la Société de Chirurgie

J. ANDRÉ.

A MES MAITRES
DE LA FACULTÉ DE MONTPELLIER

A MES MAITRES
DES HOPITAUX DE NIMES

A MES CAMARADES D'INTERNAT

J. André.

INTRODUCTION

Deux faits observés dans le service de M. le D\[r] Reboul, chirurgien de l'Hôtel-Dieu, de Nîmes, nous ont suggéré l'idée de ce travail. Il s'agissait de tumeurs malignes de l'abdomen améliorées ou arrêtées dans leur évolution par la laparotomie purement exploratrice. Le sujet nous a séduit. De la lecture des observations que nous avons pu recueillir, une conclusion semblait se dégager : la laparotomie, précieux moyen de diagnostic, devenait entre les mains du chirurgien un moyen thérapeutique d'une grande valeur, amenant des résultats vraiment surprenants, inexplicables, se jouant de toute prévision scientifique, déroutant, dès l'abord, toute explication.

Une simple incision abdominale devenant palliative et souvent curative, cela ne ressemblait-il pas à une sorte de prestidigitation chirurgicale ? C'est bien, en effet, la première impression produite, et l'étonnement est bien le sentiment éprouvé en face de ces améliorations, de ces disparitions de tumeurs dont, seule, une extirpation totale, absolue, peut avoir raison. Nous avons compris combien l'interprétation de ces succès serait difficile, combien les hypothèses les plus plausibles seraient sujettes à contestation, nous avons entrevu quel champ fertile en controverses nous avions tenté d'explorer. Toutefois, nous avons cru faire œuvre utile en réunissant les faits encore peu nombreux que possède la littérature chirurgicale, les groupant, les classant et essayant d'en dégager quelques conclusions. Nous n'avons pu donner à notre travail l'étendue qu'il comportait et que nous comptions lui donner, le temps nous a manqué.

Notre ambition serait satisfaite si nous pouvions provoquer la publication de nouvelles observations, qui permettraient, par leur nombre, d'étudier et de définir ce point si intéressant de théra‑peutique chirurgicale.

Arrivé au terme de nos études, nous saisissons, avec empresse‑ment, l'occasion qui nous est offerte de rendre hommage aux Maîtres qui nous ont enseigné, aux Maîtres qui nous ont appris à aimer la médecine.

Nous n'avons garde d'oublier nos Professeurs de la Faculté de Montpellier, et particulièrement ceux dont nous avons eu l'hon‑neur d'être l'élève pendant notre externat, nous avons conservé un souvenir trop présent de leur excellent enseignement.

Qu'il nous soit permis de remercier M. le Dr Reboul de la bien‑veillance et de la sympathie toute particulière qu'il nous a toujours témoignées. Pendant nos deux années d'internat, trop courtes à notre gré, nous avons pu apprécier ses heureuses qualités de clinicien, ses talents distingués d'opérateur ; il a acquis un droit tout spé‑cial à notre gratitude et à notre reconnaissance en voulant bien diriger notre éducation chirurgicale.

Nos Maîtres des Hôpitaux de Nîmes ont été pour nous une source de conseils éclairés et de connaissances toujours nouvelles nous ne saurions l'oublier.

Nous quittons avec regret nos excellents camarades, avec qui nous avons passé ces trop heureuses années d'internat dont le sou‑venir pour nous ne s'effacera jamais.

Nous remercions l'Administration des Hôpitaux de sa réelle bienveillance.

M. le Professeur Forgue a bien voulu accepter la présidence de notre Thèse, nous lui en exprimons toute notre gratitude.

DE L'INFLUENCE PALLIATIVE ET CURATIVE

DE LA

LAPAROTOMIE EXPLORATRICE

DANS LES PROCESSUS FIBREUX DU PETIT BASSIN

ET DANS LES TUMEURS DE L'ABDOMEN

ACCOMPAGNÉES OU NON D'ASCITE

CHAPITRE PREMIER

Historique et Division.

La laparotomie n'a pas conquis, dès le début (1842), toutes les faveurs des chirurgiens. Malgré les résultats vraiment encourageants qui signalèrent son apparition dans la thérapeutique chirurgicale, elle fut, dès l'abord, assez discutée. On lui objecta qu'elle impliquait, pour ainsi dire, la suppression du diagnostic préopératoire, on l'accusa presque d'être contraire au respect de la vie des malades; tout au plus voulait-on la tolérer dans quelques cas particuliers. Mais les succès suivant de près les progrès de l'antisepsie, la hardiesse vint aux plus timides, et l'on usa largement de ce précieux moyen d'investigation.

En réalité, toute laparotomie est d'abord exploratrice ; mais, en considérant les choses de plus près, nous voyons que la laparotomie exploratrice a été pratiquée dans des circonstances différentes ; tout d'abord, on ne lui a demandé qu'un complément de diagnostic ; en présence d'une tumeur fournissant des sensations plus ou moins vagues ou tout au moins peu propres à préciser une opinion, on était tenté d'ouvrir le ventre afin de «voir ce qu'il y avait dedans», pour employer une expression vulgaire ; dans les débuts même, on ne voulait être renseigné que sur un point: savoir, par exemple, si un kyste avait contracté des adhérences, les adhérences étant une contre-indication à toute extirpation.

Dans d'autres cas, on ouvrait le ventre par suite d'un diagnostic peu précis ou inexact, on tombait sur des tumeurs inopérables et il fallait le refermer en toute hâte. Le grand nombre de laparotomies pratiquées permit de constater des faits fort intéressants, tels que ces guérisons merveilleuses à la suite de simulacres d'opération, c'est-à-dire de simples laparotomies, qui amenaient, comme par enchantement, la disparition de phénomènes douloureux chez les femmes nerveuses et même chez certains hommes [1] ; tels encore ces faits où la laparotomie exploratrice se trouvait devenir un moyen antithermique vraiment étonnant (Observation de Bazy, pag. 55) ; tels enfin des faits analogues à ceux rapportés par Mayo Robson (*Bull. Med*, 23 janv. 1895), où l'on voit la simple incision abdominale arrêter une hémorrhagie interne grave, supprimer le processus gangréneux de l'épiploon étranglé. Mais ce n'était pas seulement aux affections à lésions pathologiques inconnues (que l'on pouvait, au besoin, rattacher à des névroses), ce n'était pas seulement à des faits inexplicables et inexpliqués, tels que ceux de Mayo Robson, que la laparotomie réservait ses heureux effets ; son triomphe éclatait dans les affections abdominales graves à lésions matérielles bien déterminées, où elle procurait, sans évacuation, ni extirpation d'organes, des guérisons inespérées. Ses plus grands

---

[1] Observation très curieuse de Richelot communiquée à la Société de Chirurgie (séance du 23 mai 1894).

succès apparaissaient dans les péritonites tuberculeuses. Mais c'est
là une question aujourd'hui bien élucidée et à peu près complètement connue.

Les résultats palliatifs et curatifs de la laparotomie exploratrice
dans les processus fibreux du petit bassin et dans les tumeurs de
l'abdomen, accompagnées ou non d'ascite, pour être aussi surpre·
nants, sont peut-être moins connus, et l'histoire de la question
demande un complément d'études ; nous nous sommes efforcés d'y
apporter notre faible part.

En septembre 1888, von Moselig Moorhof présentait, à la Société
Impériale des Médecins de Vienne (*Wiener medizinische Presse*),
une curieuse observation que nous publions plus loin. Deux mois
plus tard (novembre 1888), Lawson-Tait publie un article assez
étendu sur quelques cas observés par lui et ne veut y voir que d'heureuses coïncidences. Dans la séance du 29 juillet 1891, Richelot
fait une communication importante et cite quatre faits relatifs à
des adhérences considérables d'origine inflammatoire, améliorées
ou guéries par de simples laparoto nies exploratrices. Pozzi, Reclus,
Monod, Routier, Terrier, Marchand, Tillaux, prennent part à la
discussion, apportant quelques faits, mais conservant chacun une
opinion différente sur l'interprétation à donner aux phénomènes
relatés. Wilham White, de Philadelphie, écrit dans les *Annals of
Surgery* (août et septembre 1891), un article intitulé *The sup-
posed curative effect of operation per se*, et se livre à une longue
discussion du sujet. Dans la *Semaine médicale* du 1er janvier 1892,
Duplay en donne un compte rendu suivi de quelques appréciations
personnelles (*Revue de Chirurg*, 1892).

Marchand, à propos d'une observation de Raymond, de Limo-
ges, insiste sur les résultats obtenus par la laparotomie exploratrice
(*Revue de Chirurg.*, 1892).

Alban Doran (*Trans of the obstetrical Society*, 1893) a con-
sacré à la question un intéressant article où, comme Lawson Tait,
il s'arrête à l'idée d'une simple coïncidence. Arcelaschi (*Morgagni*

1893), dans une longue étude intitulée : *De l'ascite et de son Traitement*, s'étend sur les indications de la laparotomie dans les différentes variétés d'ascite.

En janvier 1894, Jaboulay publie, dans le *Lyon Médical*, un court article sur le sujet. A la fin du même mois, à la Société royale de Médecine et de Chirurgie de Londres, Greig Smith (de Bristol) et Bland Sutton donnent lecture de nouveaux faits très concluants que nous reproduisons. Richelot (23 mai 1894) rend compte à la Société de Chirurgie d'un cas de néoplasme inflammatoire de l'estomac amélioré par l'incision exploratrice. Au VIIIe Congrès français de chirurgie, tenu à Lyon (octobre 1894), Montaz (de Grenoble) fait part de résultats obtenus par cette même opération.

Enfin en décembre 1895, à la suite d'un long plaidoyer en faveur de la laparotomie exploratrice, Tillmann fait l'histoire de cette intervention dans la péritonite tuberculeuse, et termine en citant quatre faits personnels, où la laparotomie restée purement exploratrice est devenue curative.

On le voit, l'histoire de la question est toute contemporaine, les travaux en sont rares et les observations qui les étayent, éparses et assez peu nombreuses ; mais les noms de ceux qui ont ouvert la voie dans cette étude donnent aux observations une autorité qui ne saurait leur être contestée.

Ce serait mal nous comprendre que de nous prêter l'intention de vouloir présenter la laparotomie exploratrice comme une panacée applicable à toutes les affections abdominales; notre but est de tirer de la constatation des faits la preuve que nous sommes autorisés à étendre davantage les indications de cette opération. Nous présenterons d'abord les observations, nous les ferons suivre d'une courte discussion où nous essayerons de trouver quelques explications aux résultats si heureux de cette même laparotomie, et nous donnerons en terminant les conclusions qui paraîtront découler de l'analyse des faits.

OBSERVATIONS

White, ayant fait une enquête très étendue auprès de ses confrères sur le sujet qui nous occupe, a reçu un nombre considérable de lettres signées des noms les plus autorisés dans la chirurgie américaine, et qui mentionnent de nombreux faits se rapportant à la guérison de tumeurs de l'abdomen et du bassin par la simple laparotomie exploratrice.

Nous avons pu réunir, disséminées dans les différents journaux scientifiques de ces dernières années, cinquante observations. Nous aurions désiré en présenter un plus grand nombre ; nous ne doutons point qu'il n'en existe une grande quantité d'inédites ; mais, par une sorte de coquetterie chirurgicale assez facile à comprendre, on est peu porté à publier des résultats déconcertants, auxquels on n'ose donner aucune explication plausible, et qui souvent furent dus à des erreurs de diagnostic. Nous voulions faire un classement méthodique où nous aurions suivi l'ordre anatomo-pathologique ; mais, malgré nos recherches, nous n'avons pu trouver dans les auteurs les données qui nous étaient nécessaires, le côté anatomo-pathologique ayant été singulièrement négligé dans la plupart des observations. Nous grouperons les cas sous deux chefs : 1° Processus fibreux inflammatoires du petit bassin ; 2° Tumeurs abdominales accompagnées ou non d'ascite.

Processus fibreux inflammatoires du bassin

Ce n'est pas seulement en présence de péritonite tuberculeuse que l'on referme systématiquement le ventre, sans essayer d'atta-quer les lésions ; on n'hésite pas à le faire en présence de salpingo-ovarites et d'adhérences inflammatoires banales, dont la destruc-tion expose souvent à de graves dangers. Il n'est pas de chirurgien qui ne connaisse ces processus fibreux, étendus à tout le petit bassin autour de grosses trompes à lésions parenchymateuses, qu'il est très difficile de sculpter et d'enlever complètement sans risquer des ruptures vasculaires ou des déchirures intestinales. Sans doute avec de la patience on vient à bout de cas assez compliqués, mais souvent aussi, en voulant persister en face de certaines indurations ligneuses, on peut voir des perforations ou des hémorrhagies, quelquefois même, sans ces accidents, le malade succombe dans le collapsus. Il est utile de savoir s'arrêter à l'occasion, et souvent le chirurgien, refermant un abdomen où il n'a rien pu faire, assiste à des résultats merveilleux auxquels il était loin de s'attendre.

Première Observation.

(RICHELOT, Société de Chirurgie, 29 juillet 1891)

J'examine le 10 janvier 1890, à l'hôpital Tenon, une femme de 40 ans, qui, depuis six ans, a traversé toutes les phases de la métrite compliquée de lésions des annexes, métrorrhagies, dou-leurs, pelvi-péritonite à répétitions. Elle ne présente aucun signe de tuberculose, mais elle est pâle, émaciée, faible au point de ne plus quitter son lit ; elle souffre continuellement, elle crie toute la nuit et empêche ses voisins de dormir. La température oscille de 38° à 39°,5 , il y a un peu d'albumine dans l'urine. Très vive sen-sibilité à la palpation, au toucher vaginal ; e mpâtement douloureux

des culs-de-sac ; la malade est si maigre qu'il est très facile d'explorer
la cavité pelvienne, et de trouver l'utérus immobile, enclavé au
milieu d'une masse qui remplit le petit bassin et présente une
dureté ligneuse. Impossible de rien distinguer dans cette masse, ni
poche fluctuante, ni forme organique déterminée. En présence de
telles lésions, une intervention radicale me parut impossible, car
la malade n'avait plus que le souffle. Or elle me suppliait d'intervenir, un refus catégorique l'eût désespérée. Je résolus de faire un
semblant d'intervention, c'est-à-dire une courte incision exploratrice, pour glisser un doigt, constater le magma d'adhérences et
fermer bien vite la plaie. C'était littéralement lui donner l'illusion
d'être opérée. Ouverture de 5 centim. ; introduction de l'index, qui
arrive sur une masse fibreuse où ne se reconnaissent plus ni l'utérus,
ni les annexes : aucun liquide n'est évacué, l'exploration dure une
minute, et la plaie est suturée ; 10 minutes d'opération en tout.
Chose curieuse, la fièvre tombe et ne se reproduit plus. La douleur
cesse absolument, la malade est tranquille et reposée ; au bout de
quelques jours, la bonne mine et les forces reviennent. Je la revois
six mois plus tard ; tout est souple dans la cavité pelvienne, elle tra-
vaille courageusement et ne souffre plus. J'ai des nouvelles récentes
toujours aussi bonnes.

Observation II.

(RICHELOT, *Ibid.*).

Jeune fille de 20 ans, très malade, qui avait une rétroflexion
douloureuse absolument immobile et des adhérences telles du
corps utérin et des annexes, que je renonçai à les rompre et
laissai tout en place. Elle quitta l'hôpital n'ayant plus aucune
douleur ; puis elle revint un mois plus tard avec des pertes blanches, pour lesquelles je fis un curettage. Mais, avant même que
cette opération l'eût débarrassée de son catarrhe, elle était à peu
près guérie et travaillait sans se plaindre.

Observation III.

(Richelot, *Ibid.*).

Une femme de 55 ans, dont les accès douloureux duraient depuis quatre ans et étaient devenus très intenses depuis neuf mois, fut opérée le 6 avril 1891. Ayant traversé une paroi chargée de graisse, je trouvai, dans le petit bassin, un magma d'adhérences inextricables, au milieu desquelles je parvins à énucléer péniblement un cylindre membraneux que je pris d'abord pour la trompe, c'était la fin de l'intestin grêle, que je réintégrai bien vite à sa place, heureux de ne pas l'avoir déchiré; mais inquiet de l'avoir isolé, dépouillé de son mésentère, privé de ses vaisseaux, et craignant un peu le sphacèle de la paroi intestinale, je renonçai alors à me débrouiller au milieu de ce processus fibreux, et je terminai l'opération. Or, cette femme nous quitta le 25 avril, ne souffrant plus du tout; elle revint nous voir le 6 mai, bien portante, et je pus m'assurer que le toucher n'était plus douloureux et que les organes du petit bassin avaient repris en grande partie leur souplesse; je l'ai revue encore depuis cette époque, toujours guérie et ne se plaignant de rien.

Observation IV.

(Richelot, *Ibid.*).

Une femme de 38 ans, opérée le 12 mai dernier, avait des douleurs vives et une leucorrhée très abondante; j'ai reculé devant des adhérences totales, confondant l'utérus et les annexes, et maintenant elle n'a plus ni douleurs ni pertes blanches, le toucher ne donne plus du tout les mêmes sensations, et le succès thérapeutique n'est pas douteux, elle me paraît d'ores et déjà guérie.

Observations V et VI.

(MARCHAND, *Ibid.*).

Deux femmes très malades, que Marchand croyait atteintes de pyo-salpingites, sont opérées. Marchand trouve, dans le petit bassin, des adhérences dures, lardacées, avec peine il en décolle quelques-unes, mais n'ayant rien pu enlever, il referme le ventre après un tamponnement à la gaze iodoformée. Chez ces deux malades, les douleurs ont absolument cessé, et, au bout de quelques mois, les tissus étaient assouplis et l'utérus mobile.

Observation VII.

(VILLÁR, Arch. prov. de Chirurg. 1894).

Marie X..., âgée de 31 ans, concierge, sans antécédents pathologiques, réglée à 14 ans et toujours bien réglée, mariée à 23 ans. Accouchement deux ans après. Depuis cet accouchement, sans souffrir précisément, la malade se plaint de faiblesses dans le bas ventre, qui cessent au bout de trois semaines, après expulsion d'une assez grande quantité de sang par l'anus et le vagin. Un an après, nouvelle crise qui la décide à rentrer à l'hôpital, où l'étendue des lésions fait rejeter l'opération ; elle sort. Quatre mois après, nouvelle rentrée à l'hôpital, où l'on constate : col déjeté à droite et en haut, collé contre le pubis ; dans le cul-de-sac gauche, masse énorme, de consistance dure, faisant corps avec une tuméfaction sentie par le palper. Du côté droit, même empâtement très marqué. Malgré le repos et les injections, la malade ne ressent aucune amélioration. Un mois après sa seconde entrée à l'hôpital, la laparotomie exploratrice est pratiquée. L'utérus est entouré par un magma d'adhérences que l'on ne peut détacher. Comme elles empiètent sur l'intestin et la vessie, on juge prudent de s'arrêter et de refermer le ventre. Les suites de l'opération furent très béni-

gnes. Le 20e jour, la malade se lève et sort de l'hôpital A sa
sortie, elle ne souffre plus du ventre ; par le toucher, on constate
que le col a repris en partie sa position normale et que l'empâtement des culs-de-sac a considérablement diminué. La malade est
revue à plusieurs reprises, et l'on peut constater que l'empâtement
a complètement disparu.

Tumeurs bénignes ou malignes de l'abdomen accompagnées ou non d'ascite

Nous allons présenter maintenant une série d'observations qui
n'ont entre elles d'autre lien commun que celui d'offrir, à la suite
d'une laparotomie purement exploratrice, des résultats tout à fait
inespérés, mais cependant réels et toujours surprenants. Les faits
seront loin de se ressembler ; il s'agira tantôt de tumeurs bénignes,
tantôt de tumeurs malignes avec ou sans ascite, les unes intéressant l'intestin, l'estomac, la rate, les autres ayant pris naissance
dans les organes pelviens de la femme.

Observation VIII.

(Pozzi, Société de chirurgie, 29 juillet 1891).

Une malade présentant une grosse tumeur et une ascite considérable, est laparotomisée. Après l'incision, on trouve un magma
d'adhérences intestinales et de nombreuses végétations de mauvaise nature répandues dans l'abdomen ; le ventre est refermé
après drainage à la gaze iodoformée, non sans avoir de grandes
inquiétudes sur l'issue de l'intervention. Or, la malade s'en est fort
bien trouvée, l'ascite est restée huit mois sans reparaître, et, après
deux ans, mon opérée vivait encore.

Observation IX.

(VILLAR, Archives prov. de Chirurgie, 1894).

Jeanne X..., âgée de 50 ans ; sa mère et sa tante (sœur de la mère) sont mortes d'une affection cancéreuse de l'abdomen. La malade a toujours joui d'une bonne santé ; ce n'est qu'à la fin de 1890 qu'elle a commencé à souffrir un peu du ventre.En 1891, le ventre augmente de volume.

Elle vient à l'hôpital Saint-André, au mois de décembre 1892. Le ventre est énorme, et il est difficile d'en pratiquer l'examen. Le toucher vaginal ne donne aucune indication. Ne pouvant porter un diagnostic ferme, et soupçonnant seulement l'existence d'une tumeur abdominale accompagnée d'ascite, je me décide à pratiquer une laparotomie exploratrice.

L'opération est pratiquée le 16 décembre ; dès que le ventre est ouvert, il s'en écoule une quantité considérable de liquide ascitique; j'agrandis l'incision,et je reconnais que l'épiploon et toute la masse intestinale sont parsemés de granulations de mauvaise nature, probablement sarcomateuses. Après avoir bien évacué le liquide ascitique, je referme le ventre. Les suites immédiates de l'opération furent des plus simples ; il ne se produisit aucun accident et la plaie abdominale guérit rapidement. La convalescence fut entravée par l'état de faiblesse de la malade. Celle-ci quitta l'hôpital au mois de février 1893.Rentrée dans son pays, tout alla bien, l'ascite ne se reproduisit que quelque temps après, mais moins abondante qu'autrefois. La malade mourut le 12 décembre 1893.

Observation X.

(VILLAR, ibid).

X... se plaignait depuis 1888 d'une douleur qui siégeait dans l'hypochondre droit et qui survenait sous forme de crises. En

juillet 1891, le ventre augmente de volume ; une ponction, pratiquée quelque temps après, permet de retirer 20 lit. de liquide
ascitique ; trois mois après, deuxième ponction, puis ponction tous
les mois, enfin tous les huit jours.

Dans les premiers temps, la malade reprenait ses occupations
dans l'intervalle des ponctions ; mais lorsqu'on fut arrivé aux ponctions hebdomadaires, la malade avait à peine le temps de se
remettre. de sorte qu'elle était devenue infirme. Lorsque je vis la
malade pour la première fois, le ventre était considérablement dis-
tendu ; il y avait de l'œdème des jambes, et la maigreur de la
face et de la poitrine contrastait avec le développement exagéré du
ventre. Douleur au niveau de l'hypochondre droit, souffle d'insuffisance mitrale, cœur hypertrophié. Après ponction je reconnais
l'existence d'une tumeur abdominale, dont voici les caractères :
elle siége à droite, disparaît sous les fausses côtes et descend jusqu'à
l'ombilic.

La palpation, la percussion, l'examen des mouvements respira-
toires, indiquent que la tumeur siège dans le foie et qu'elle est douloureuse à la pression. J'hésitais entre une hypertrophie du foie et
une tumeur maligne, tout en songeant au kyste hydatique. Une
ponction pratiquée quelques jours après ne donne que du sang.
Etant donné l'état du cœur, j'opérai sans anesthésie après avoir
insensibilisé la région. Je pratiquai l'incision sur la tumeur elle-
même : du liquide ascitique s'écoula en grande quantité. J'agrandis
l'incision et je reconnus que j'avais affaire à un cancer du foie avec
adhérence à l'estomac. Je refermai le ventre aussitôt. Les suites
opératoires furent bénignes. Le liquide n'est pas revenu du tout,
les trois premiers mois ; au bout de ce temps, il s'est produit un
léger épanchement, mais on n'a fait aucune ponction depuis l'opération. L'état général est bon. La malade est morte, en juin 1895,
des suites d'une broncho-pneumonie.

Observation XI.

(Tillmann, Deut. med. Wochenschr. 5 déc. 1894, traduction).

Une femme, âgée de 43 ans, remarquait que depuis le commencement de 1895, son ventre grossissait progressivement. En avril de cette même année, on trouva une ascite modérée et, tout autour du nombril, des tumeurs dures de la grosseur du poing, s'étendant dans toutes les directions. La laparotomie donna issue à 3 lit. environ de liquide ascitique. On put apercevoir les tumeurs, dont deux étaient développées aux dépens des ovaires; une troisième prenait naissance sur l'épiploon, recouvrait une partie du côlon transverse et descendait au-devant des anses intestinales, qu'elle cachait. Le péritoine était parsemé de quantité de noyaux néoplasiques de la grosseur d'une noisette. Les ganglions mésentériques avaient la grosseur d'une noix. On extirpa les deux tumeurs ovariques, dont la nature carcinomateuse fut reconnue au microscope. Le ventre fut refermé et la plaie guérit par première intention. Six semaines après, la patiente sortait. Six mois plus tard, la malade ayant été revue, on constata une amélioration fort sensible : la grosse tumeur épiploïque n'avait pas augmenté et paraissait plutôt avoir diminué, il n'y avait plus d'ascite. L'état général était manifestement bien meilleur.

Observation XII.

(Routier, Soc. de Chirurg., 29 juillet 1891).

Il y a quatorze mois, une malade présentant une grosse tumeur est laparotomisée; la tumeur, qui a toutes les apparences d'une tumeur maligne, est considérée comme inopérable, on évacue le liquide ascitique et la malade guérit; mais au mois dernier l'ascite se reproduit et le cancer reprend ses droits.

Observation XIII.

(TERRIER, *Ibid*.)

C. D..., est opérée dans le service de Terrier à la Salpêtrière, il y a douze ou treize ans, pour des tumeurs multiples végétantes qui furent considérées comme des sarcomes. Il y avait une ascite considérable. Le liquide évacué par la laparotomie reparut plus tard ; on fit des ponctions successives pendant longtemps, puis l'ascite resta guérie ; on ne fait plus rien aujourd'hui, et la malade est très bien portante.

Observation XIV.

(MENDÉ, Tr. of the N. obst. Society, 1891).

Femme de 30 ans environ. L'ascite s'était développée rapidement ; il n'y avait pas de cachexie. Il ouvrit l'abdomen, faisant une assez grande incision parce que le médecin de la malade lui avait dit avoir déjà ponctionné une fois et avoir trouvé une tumeur pelvienne. Le Dr Mendé introduisit les doigts à travers l'incision et trouva une masse papillomateuse entourant les ovaires, l'utérus, la vessie et le rectum ; mais ne pouvant la remuer, il lava et ferma la plaie.

Quatre semaines après, l'ascite était de nouveau revenue ; sur la demande de la malade, il ouvrit une deuxième fois l'abdomen et trouva le même état que la première fois. Il essaya alors avec beaucoup plus de force de détacher la masse papillomateuse, mais l'hémorrhagie fut si abondante qu'il fut obligé de s'arrêter et de tamponner avec de la gaze. Il laissa environ deux semaines dans la plaie un drain en verre assez long pour permettre l'écoulement des liquides, puis il l'enleva et ferma la plaie. La femme eut une rapide guérison ; l'ascite ne revint pas, et une année après l'auteur trouva le sujet en bonne santé ; on sentait encore la tumeur, mais son volume était bien moindre.

Observation XV.

(Richelot, Société chirurgie, 23 mai 1894).

Le 3 juin 1886, à l'hôpital Saint-Antoine, j'opérai un homme de 62 ans, qui me paraissait avoir un rétrécissement cancéreux de l'œsophage, qui ne mangeait pas du tout et était dans un état pitoyable, mon but était de lui faire une gastrotomie. Mais ayant ouvert l'abdomen, je trouvai un cancer diffus, en nappe, de toute la paroi antérieure de l'abdomen, l'organe était tellement fixé dans le ventre qu'il m'était impossible de l'attirer vers la paroi pour établir une bouche stomacale. Je refermai le ventre, et, chose curieuse, le malade fut tellement amélioré par cette laparotomie fruste, qu'il se mit à manger, cessa de souffrir et quitta l'hôpital dans un état relativement très bon.

Observation XVI.

(Jaboulay).

Homme, 50 ans, cocher, rentre à l'Hôtel-Dieu en juin 1893. Très faible et amaigri, il ne pouvait plus se nourrir, vomissements, rien ne passait. Le palper faisait penser à un cancer du pylore. Opéré quelques jours après par Jabouley, on tombe, après une incision médiane, sur une masse énorme formée d'adhérences très tenaces entre le hile du foie, la petite courbure et le colon transverse qui cachait l'estomac. Ne pouvant les détruire, on referme l'abdomen sans que le diagnostic fût modifié. Le soir même, le malade put prendre du lait; le surlendemain, au grand étonnement de tous, il avalait un beefsteack et demanda à sortir de l'hôpital sitôt que la cicatrice fut guérie. Pendant cinq ou six mois il reprit son ancien métier, mangeant et buvant comme par le passé, jusqu'à ce que, l'affection maligne ayant suivi son cours, il vint mourir à l'hôpital le 2 mars 1896. La tumeur était énorme. L'au-

topsie permit de vérifier en les complétant les données acquises
par la laparotomie.

Observation XVII.

(Personnelle, inédite. Recueillie dans le service de M. REBOUL,
chirurgien des hôpitaux).

X... Joséphine, âgée de 52 ans. Entre le 20 octobre 1895. A
contracté, il y a 7 ans, les fièvres paludéennes. Il y a deux mois
environ, la malade commence à éprouver dans le flanc droit une sensation de pesanteur.

Peu à peu la douleur apparaît, augmente, sans cependant devenir
jamais très vive. Les inspirations fortes, la toux l'exagèrent. Jamais
aucun trouble fonctionnel. Depuis quelque temps constipation opi-
niâtre. Dans le flanc droit on perçoit une tumeur assez volumineuse,
légèrement bosselée. La matité se continue avec celle du foie. Pas
d'ictère. L'état général est assez bon. Les urines normales. Mais,
quelques jours après l'entrée de la malade à l'hôpital, le tableau
change. L'état général de la malade devient mauvais, l'appétit disparaît, et le 30 novembre, dans la nuit, elle a un violent accès douloureux qui fait songer à une crise de colique hépatique. On s'arrête à l'idée d'un calcul biliaire, diagnostic que semble venir
confirmer l'apparition d'une voussure assez nette au niveau de
la vésicule. Dès ce jour, chaque nuit, la malade a des crises douloureuses, violentes, qui sont toujours prises pour des coliques
hépatiques. Le diagnostic d'obstruction des canaux biliaires est
posé et M. Reboul, décide l'intervention.

Opérée le 26 novembre. La paroi abdominale est incisée sur le
bord externe du muscle grand droit. Le péritoine ouvert, on arrive
sur une grosse tumeur violacée, réniforme, ayant quelques adhérences en haut avec le foie, sonore à la percussion. Le foie et la
vésicule sont normaux. On se trouve en présence d'un volumineux
néoplasme diffus du colon, bridé par de nombreuses adhérences

avec les organes voisins ; ces adhérences sont libérées en parties mais l'ablation de la tumeur est impossible à cause de sa diffusion et des adhérences profondes. Le ventre est refermé. Suites opératoires très bénignes. Le neuvième jour, réunion immédiate. La malade ne présente plus dès lors de ces crises violentes qui avaient décidé à l'opération ; l'état général est redevenu excellent, et elle demande à sortir le 2 janvier 1896. Revue en juillet 1896, l'amélioration opératoire avait persisté, l'appétit et la digestion étaient normaux, la tumeur avait notablement diminué ; à peine la malade éprouvait-elle encore un peu de gêne au niveau de l'hypocondre droit ; toutefois ces jours derniers (décembre 1896) elle a présenté du melæna.

Observation XVIII.

(Treves, Brit. med. Journal, fevrier 1889).

Trèves rapporte à la Société de Médecine de Londres un cas de cancer du pyloro dans lequel l'incision exploratrice a produit une amélioration temporaire telle, qu'on était arrivé à douter du diagnostic.

Observation XIX

(Montaz, Congrès chirurg., Lyon 1894).

Au huitième Congrès français de chirurgie tenu à Lyon, M. Montaz (de Grenoble) a fait la communication suivante : « Onze laparotomies tentées pour tumeurs de l'estomac ont été suivies d'une amélioration très appréciable dans quelques cas, bien que l'opération ait été simplement exploratrice, ce qui est analogue à ce qu'on observe dans la péritonite tuberculeuse. »

Observation XX

(Greig Smith, British. med. Journ., 17 janvier 1894).

Homme âgé de 25 ans, présentant des symptômes d'occlusion intestinale dus, en apparence, à un néoplasme solide, ayant le volume d'une noix de coco et situé à la partie inférieure de l'abdomen.

Smith fait la laparotomie et trouve une tumeur maligne de l'intestin, entourée d'adhérences qui la fixent aux organes voisins.

L'extirpation est jugée impossible, et on se contente d'établir un anus artificiel. Or, après l'opération la tumeur se mit à diminuer, et quand, six mois après, on rouvrit le ventre pour faire l'entérorraphie, on ne trouvait plus la tumeur, qui avait complètement disparu.

Actuellement, cinq ans après l'opération, le malade est en excellente santé.

Observation XXI

(Greig Smith, Ibid.).

Une femme de 55 ans se présente avec une tumeur, grosse comme une tête d'enfant, de la région ombilicale.

On ouvre le ventre; on trouve une tumeur d'apparence maligne adhérente à la paroi abdominale et à l'intestin, impossible à extirper.

On ouvre une collection séro-purulente enkystée, qui se trouvait au niveau de l'ombilic et on ferme le ventre en laissant un drain. Il reste une fistule par laquelle se fait un écoulement de pus; puis la tumeur commence à diminuer et finit par disparaître. La fistule se referme au bout de deux ans, la malade guérit et reste guérie depuis trois ans.

Observation XXII

(Greig Smith, *Ibid.*).

Une jeune fille est laparotomisée pour une tumeur abdominale
d'apparence maligne. Ici encore, on établit un anus contre nature.
La tumeur se met à diminuer, et quand, au bout de six mois, on
ouvre le ventre pour fermer l'anus artificiel, on ne trouve plus
trace de tumeur, et la malade est guérie.

Observation XXIII

(Bland Sutton, *Ibid.*).

Jeune garçon de 11 ans, présentant, au niveau de la région
abdominale, gauche, des signes physiques analogues à ceux que
l'on trouve habituellement dans l'appendicite. Une incision pratiquée dans cette région donne d'abord issue à une petite quantité
de pus. En pénétrant ensuite dans la cavité abdominale, l'opérateur découvrit une tumeur située dans le mésocolon iliaque et
ressemblant à un lymphosarcome. Elle était si volumineuse et
avait des adhérences telles que Sutton s'abstint de l'enlever. Après
l'opération, la tumeur diminua de volume, puis disparut complétement.

Observation XXIV

(Bland Sutton, *Ibid.*).

Femme âgée de 52 ans, qui présentait des symptômes d'occlusion intestinale à la région du colon ascendant. L' S iliaque tuméfiée
avait contracté des adhérences avec l'utérus, qui était également
augmenté de volume. L'opérateur crut à l'existence d'un cancer
de l'intestin, mais la malade guérit complétement après une laparotomie exploratrice.

Observation XXV

(BAZY, Soc. chirurgie, 7 octobre 1891).

G. 1...., marchand de vins, à qui j'ai fait, le 4 octobre 1890, une cure radicale de hernie inguinale droite. Il sort guéri et se portant très bien.

Quelque temps après, il se plaint de malaises indéfinissables et rentre à l'hôpital Beaujon. Il est atteint de fièvre, de vomissements, de diarrhée (M. Guyot, dans le service duquel il est placé, constate l'existence d'une tumeur intra-abdominale au niveau de l'ombilic; il se demande si on ne serait pas en présence d'une épiploïte déterminée par la ligature de l'épiploon au moment de la cure radicale. Mais, consultant l'observation, je remarque qu'il n'y a pas eu de ligature de l'épiploon). Les accidents continuant, la situation devenant critique et menaçant de se dénouer à bref délai dans un sens mortel, M. Guyot et moi sommes d'accord qu'il serait bon de faire une incision exploratrice. Cette incision est faite le 1er décembre.

L'abdomen ouvert, je constate une tumeur avec les caractères que nous lui avions trouvés, c'est-à-dire une tumeur légèrement bombée, rétro-péritonéale, dure et adhérente à la colonne vertébrale. Je pense que nous nous trouvons en présence d'adénopathies mésentériques symptomatiques d'un épithélioma lobulé de l'intestin, et je me hâte de refermer le ventre en portant un pronostic grave. J'avoue que je suis étonné les jours suivants en voyant mon malade aller bien, car les interventions chirurgicales *in extremis* chez les néoplasiques guérissent rarement. Au sixième jour, en regardant et en palpant la région opératoire, je sens une diminution de volume de la tumeur. Le quatorzième jour, lorsque le malade quitte l'hôpital, la tumeur avait presque disparu. J'ai revu le malade ce matin, et j'ai constaté : Santé générale excellente, cicatrice parfaite, et en arrière on ne sent aucune tumeur.

Observation XXVI.

(Israel, *In* Presse médicale, fevrier 1896).

Jeune fille issue de souche tuberculeuse, sujette à des accidents gastro-intestinaux, est prise, il y a un an, de phénomènes d'obstruction intestinale. Un chirurgien, appelé à ce moment, constata l'existen e d'une tumeur dans la fosse iliaque droite, fit la laparotomie et trouva une tumeur de la portion terminale du colon ascendant, qu'il crut être un cancer, auquel il ne toucha pas, il se contenta de la laparotomie exploratrice. Les mêmes accidents se renouvelèrent un an après. L'auteur fit une laparotomie, trouva le péritoine parsemé de tubercules et, n'osant pratiquer la résection du colon tuberculeux, fit une simple iléo colotomie. La malade se rétablit très vite et jouit, depuis l'opération, d'une bonne santé. Quant à la tumeur, qui avait le volume du poing, elle a diminué et atteint actuellement à peine les dimensions d'une noisette.

Observation XXVII.

(Davot, de Rennes, T. L. Gratien, 1894).

Femme ayant reconnu depuis trois mois l'existence d'une tumeur de la grosseur d'une tête de fœtus, très mobile, correspondant à la région ombilicale. Digestion lente, aigreurs, distension de l'estomac après le repas ; de temps à autre, vomissements alimentaires, et surtout crises douloureuses. Incision médiane ; on tombe sur une très volumineuse tumeur, occupant la grande courbure et la plus grande partie de la face antérieure de l'estomac, ne présentant aucune adhérence. Le ventre est refermé sans extirpation d'aucune sorte. Suites opératoires très bénignes. La tumeur diminue au bout de quelques jours et perd de sa mobilité.

Huit jours après l'opération, la malade s'alimente à sa faim, elle

ne vomit plus, et les douleurs ont disparu. L'opérée est morte un
an plus tard, mais vers les derniers mois de sa vie, les douleurs
étaient revenues.

Observation XXVIII.

(Boitrin, de Nantes, T. L. Gration, 1894).

S. M., âgée de 35 ans, présente une tumeur à droite de l'ombilic,
au niveau de laquelle elle a ressenti, il y a six mois environ, une
violente douleur ; diarrhée incoercible, un peu d'ictère. Diagnostic
hésitant entre tumeur de la vésicule biliaire, de l'épiploon ou du
foie. Laparotomie le 1er octobre 1891. On tombe sur une énorme
tumeur qui avait envahi le colon transverse sur une étendue de
10 à 15 centim. Le ventre est aussitôt refermé. L'état de la malade
devint excellent. Revue en mars 1892, elle a un peu maigri, n'a
pas de grands troubles fonctionnels, quelques douleurs seulement.
Elle sort et se promène.

Observation XXIX.

(Jaboulay, Lyon médical, janvier 1894).

Le 18 mai 1892, je fais la gastro-entérostomie et la jéjuno-
duodénostomie à une femme porteuse d'un cancer du pylore,
barrant la route au chyme. Je viens de revoir cette femme (janvier 1894) ; l'état local et l'état général sont tellement changés dans
le sens de l'amélioration que, vraiment, si je n'avais vu le cancer
au moment de l'opération, je croirais avoir fait une erreur de
diagnostic. La laparotomie a agi pour sa part sur le néoplasme
lui-même pendant que les anastomoses gastro-intestinales ont
remédié aux effets de cette tumeur.

Observation XXX.

(TILLMANN, *loc. cit.* traduction).

Un homme de 34 ans souffrait de coliques devenues plus fré-
quentes depuis deux semaines. On sentait, dans le flanc droit, une
grosse tumeur bosselée. La laparotomie exploratrice montra qu'on
se trouvait en présence d'un carcinome du cæcum ayant de larges
et nombreuses adhérences avec la paroi abdominale ; l'extirpation
est considérée comme impossible et le ventre refermé. Le malade
sortait guéri cinq semaines après. Deux mois n'étaient pas écoulés
qu'il se remettait à travailler et est resté deux ans bien portant.
En 1893, la diarrhée est apparue, et en décembre 1894 il est mort
de péritonite.

Observation XXXI.

(TERRIER, Soc. de Chirur., 16 mai 1894).

R., blanchisseuse, 62 ans, entre dans le service de Terrier.
Depuis cinq mois, forte tension au niveau de l'épigastre.
Digestions pénibles, appétit un peu conservé, pas de vomissements,
cependant la malade faiblit et s'amaigrit ; elle aurait eu du mé-
læna. Par le palper abdominal on perçoit, immédiatement au-
dessous du rebord costal gauche, une tumeur dure, arrondie,
étalée, du volume d'un gros œuf, presque pas de douleur à la
pression. Opérée le 11 mars 1893. Incision médiane sus-ombilicale
ouvrant l'abdomen, immédiatement à gauche du ligament suspen-
seur du foie. Cet organe adhère, ainsi que l'estomac, à la face
profonde de la paroi abdominale antérieure. Après décollement de
ces adhérences, on amène l'estomac dans la plaie ; la petite courbure est fusionnée avec le lobe gauche du foie. En ce point, la
paroi stomacale est manifestement infiltrée par un néoplasme. A

l'aide du bistouri, on sectionne un tissu dur, grisâtre, non vasculaire.

Constatant l'existence de ganglions le long de la grande courbure, on s'en tient à cette libération de l'estomac. Les suites opératoires furent des plus simples. Le vingtième jour, tout était terminé. Le quarante huitième, la malade sortait de l'hôpital. Lors de sa sortie, elle souffrait encore au niveau de l'hypocondre et avait du dégoût de la viande, mais ces accidents disparurent peu à peu, et, actuellement (3 mars 1894), la malade ne souffre plus et digère bien.

Observation XXXII.

(LAWSON TAIT, Edinburg med. Journ., nov. 1888).

Femme, âgée de 54 ans, se présente avec des symptômes qui avaient fait diagnostiquer chez elle des calculs biliaires. En la voyant, l'auteur pense à un cancer du foie. Il fait une incision exploratrice, et trouve cet organe couvert de gros noyaux indurés. L'un d'eux affectait une forme qui l'avait fait confondre avec la vésicule biliaire distendue. Il ne toucha à rien, se contenta d'examiner attentivement, et, d'après l'un des nodules, crut son diagnostic confirmé. Cependant, la malade guérit rapidement et, tout dernièrement, se portait encore très bien, quoiqu'on lui en eût donné seulement pour quelques mois.

Observations XXXIII et XXXIV.

(MICHAUX, Soc. de chirurg., 16 mai 1894).

J'ai observé au moins deux fois des malades souffrant de la région cystique, que je croyais atteints de lésions biliaires calculeuses et chez lesquels j'ai été fort surpris, à la laparotomie, de trouver des noyaux blanchâtres, occupant la face convexe et même la face inférieure du foie. Ces noyaux avaient, à l'œil nu, tout l'aspect des altérations cancéreuses du foie, elles faisaient à sa surface une saillie du volume d'une demi-noix, macroscopiquement il n'y avait aucun doute sur la nature cancéreuse. Or ces deux malades, opérées depuis un an et un an et demi, ont été guéries par la simple laparotomie exploratrice, elles vont parfaitement aujourd'hui.

Observation XXXV.

(TILMANN, *loc. cit.* traduction).

Femme de 58 ans, entrée dans l'été 1893. Depuis six ans souffrait de violentes coliques et remarquait que depuis deux ans une tumeur se développait progressivement dans le ventre du côté droit. Un traitement médical de plusieurs années étant resté sans résultat, elle réclama l'extirpation. Par la laparotomie exploratrice, on trouva, au niveau de la vésicule biliaire, une tumeur dure et bosselée, qui s'étendait largement en arrière sans qu'on pût la bien délimiter. La partie accessible avait une largeur de 15 centim. et une épaisseur de 4 centim. Son aspect était brun et luisant comme le foie. La tumeur était inopérable, on referme le ventre. La guérison se fit sans encombre en trois semaines. Les coliques ne revinrent plus. La malade reprit des forces, et deux ans plus tard elle travaillait sans fatigue. De la tumeur on ne sent plus rien. L'état de cette femme est resté depuis excellent.

Observation XXXVI.

(TILMANN, *loc. cit.* traduction).

Une domestique, âgée de 33 ans, entra pour une tumeur solide de la région de la vésicule biliaire. La laparotomie exploratrice montra que le bord du foie, les anses de l'intestin grêle, la vésicule biliaire, difficiles à distinguer, adhéraient ensemble. On ne sentait point de calculs biliaires. Le ventre fut refermé et la plaie guérit

par première intention. La malade sortait guérie six semaines
après. Actuellement, c'est-à-dire six ans après l'intervention, la
malade vit encore et m'écrivait ces jours derniers que depuis
l'opération elle se portait bien.

Observation XXXVII.

(MARCHAND, Soc. Chir. nov. 1892).

Femme âgée de 38 ans, dont la maladie remontait à deux ans.
Dans ses antécédents, rien de particulier, sauf qu'elle eut des accidents palustres à l'âge de sept ans. Ascite considérable ayant
résisté à plusieurs ponctions. Après une de ces ponctions, on avait
constaté dans l'hypocondre gauche, une tumeur aplatie paraissant
mobile et dont le siège pouvait être localisé à la rate, en raison de
sa forme et de sa situation. Il y avait un état fébrile continu.
La respiration était presque constamment gênée, il y avait de
l'œdème des membres inférieurs, et devant l'évidence d'une termi-
naison fatale on décida l'ablation de la rate, et l'on pratiqua une
laparotomie qui devait rester exploratrice. On trouva une rate
volumineuse, simplement hypertrophiée et on referma l'abdomen.
Le lendemain, un mieux sensible se déclara, il se produisait une
véritable polyurie, l'œdème avait disparu ainsi que l'ascite. La
tumeur diminua de volume progressivement, et quelques mois plus
tard était beaucoup amoindrie.

Observations XXXVIII, XXXIX et XL.

(LAWSON TAIT).

Le chirurgien anglais déclare avoir tenté, quatre fois seulement
dans sa vie, la laparotomie, dans le but d'extirper des rates
hypertrophiées. « Chaque fois j'ai été détourné de l'intervention
radicale par le peu d'espoir que j'avais d'y voir survivre le malade.

Chose étrange à constater, chez trois de mes quatre opérés la tuméfaction a disparu, et il y a peu de temps, ils étaient tous trois en parfaite santé ».

Observation XLI.

(LAWSON TAIT).

Femme de 49 ans. Elle souffrait depuis plusieurs mois, et des médecins avaient diagnostiqué : « calculs biliaires ». On pouvait, en effet, délimiter une tumeur qui paraissait être la vésicule biliaire. L'auteur l'examina et pensa que cette tumeur était trop bas. De plus, elle adhérait à la partie profonde de l'abdomen. Il en conclut qu'il avait affaire à une tumeur de la tête du pancréas. De plus, connaissant depuis longtemps la malade, il la trouva si changée et d'un aspect si caractéristique, qu'il ne conserva pas l'ombre d'un doute sur la nature cancéreuse de l'affection. Cédant aux sollicitations de la famille et en dépit de sa conviction, il fit une incision exploratrice pour éclairer son diagnostic. Il trouva une indurée à la tête du pancréas, parfaitement adhérente, telle ment typique, que, sans même y enfoncer d'aiguille exploratrice, il referma l'abdomen. Au bout de quelques jours, la malade commença à se remettre ; elle recouvra toute sa santé en six ou sept semaines. On ne trouva plus trace de la tumeur. Après trois ans, son état s'était maintenu excellent.

Observation XLII.

(DUNCAN, Trans of the obstetrical Society, 1893).

Malade, âgée de 35 ans, vient le consulter. Elle avait des métrorrhagies profuses, était très anémiée et disait que son abdomen avait considérablement augmenté depuis trois mois. A l'examen, une grosse tumeur au milieu du ventre, remontant à l'ombilic. Une exploration bimanuelle la montra continue à l'utérus

(La sonde pénétrait à quatre pouces et demi). La malade paraissait dans un état très grave, la laparotomie fut faite ; mais la tumeur
adhérait de tous côtés aux organes voisins, et il eût été dangereux
de l'extirper à cause de l'hémorrhagie. On n'enleva donc rien, et
le ventre fut refermé. Un an après, la malade vint voir Duncan, qui,
à sa grande stupéfaction, vit que la tumeur avait entièrement disparu et que l'utérus avait repris son volume normal. Or, il avait
porté le diagnostic de sarcome utérin.

Observation XLIII.

(Von Moretig Moorhof, Wien. med. Presse, octobre 1888).

Femme qui fut envoyée dans son service avec le diagnostic de
myo-fibrome utérin. Elle se plaignait de troubles urinaires, de
douleurs dans le bassin, de constipation et de métrorrhagies abondantes. A l'examen, Moretig constata une tumeur solide, immobile, qui occupait tout le bassin et qui s'étendait jusqu'à deux
travers de doigt au-dessous de l'ombilic. L'orifice utérin était com-
primé d'arrière en avant, et le cul-de-sac postérieur était rempli
par la tumeur, qui envoyait un prolongement dans le vagin. On fit
la laparotomie le 7 octobre ; après l'incision des téguments abdominaux, on constata facilement qu'il s'agissait, en effet, d'un myo-
fibrome de l'utérus, très vasculaire et très volumineux. La surface
de la tumeur, sous l'influence de l'exposition et du contact des
doigts, devint très congestionnée, et des ecchymoses apparurent sur
plusieurs points. Aussi, Moretig se décida-t-il à refermer le ventre
sans extirpation. Les suites opératoires furent excellentes, et, au
bout de quinze jours, la plaie était guérie. Examinant la malade
quinze jours après, il fut très surpris de trouver la tumeur diminuée de plus de moitié ; le repli de Douglas, rempli naguère par la
tumeur, était redevenu libre. Depuis cette opération, la malade se
trouve beaucoup mieux, et, de fait, la tumeur a beaucoup diminué
et ne dépasse guère actuellement le volume du poing.

Observation XLIV.

(Hinons, American journal of. obstetr., XXIV, 1891),

Femme âgée de 27 ans, mariée depuis douze ans ; un enfant, il y a onze ans ; délivrée par le forceps ; trois ans après, elle a eu une fausse couche à six semaines ; il y a quatre ans, elle eut une attaque de péritonite qui la confina au lit pendant trois mois. Il y a un an, déchirure unilatérale du col suivie de poussées de pelvi-péritonite, avec dysménorrhée. La dysménorrhée a pris naissance lors de la première attaque de péritonite ; mais, il y a six mois, elle présenta des symptômes plus inquiétants que d'ordinaire. C'est à cette époque que je la vis. Elle resta au lit huit semaines avec de la douleur pelvienne, du tympanisme et une température de 1 ou 2 degrés au-dessus de la normale. Dès qu'elle fut dans les conditions d'être opérée, j'ouvris la cavité abdominale. L'épiploon était adhérent au bord du bassin, et je dus le détacher pour aller à la recherche des ovaires et de l'utérus. Je trouvai facilement les ovaires ; ils occupaient l'espace pelvien de chaque côté de l'utérus, étaient tous deux kystiques et solidement fixés aux parois pelvien-nes. Les kystes, qui semblaient avoir détruit tout le tissu ovarien, avaient à peu près 35 millim de diamètre, et les adhérences qui les attachaient étaient si solides et si fortes qu'elles résistaient à tous les efforts permis pour les rompre. Conséquemment, j'aban-donnai l'opération et je fermai l'incision, mais avec l'idée précon-çue de ponctionner chaque kyste par le vagin, à une date ulté-rieure. La malade fit une rapide guérison et l'amélioration qui suivit persiste jusqu'à ces derniers temps. Elle se considère comme une femme bien portante et vit en conséquence, montant à cheval, marchant, dansant, voyageant, etc. Les adhérences se sont relâ-chées et ont perdu toute consistance. La menstruation se fait régu-lièrement, sans exagération et sans douleur.

Observation XLV.

(Personnelle, inédite, recueillie dans le service de M. le Dʳ Reboul).

P... Angelina, entrée le 22 janvier 1895. Femme âgée de 41 ans, ayant joui d'une bonne santé générale jusqu'en 1893, sans antécédents héréditaires. Pas de maladie grave, un accouchement normal. Menstruation régulière, pertes courtes et abondantes. Il y a deux ans, la malade commença à éprouver une sensation de gêne et de pesanteur dans le flanc droit. La santé générale reste bonne pendant quelque temps, mais, peu à peu, le malaise et l'état de souffrance locale augmentant, le travail devient difficile, le ventre a grossi progressivement, la marche est fatigante, l'appétit diminue et la malade maigrit. Du côté des organes génitaux, aucun symptôme n'est jamais apparu. Il y a de la fréquence des mictions et de la dysurie. Pas d'albumine ; constipation. Par l'exploration, on constate que toute la partie inférieure de l'abdomen est occupée par une tumeur volumineuse, irrégulière, lobulée, de consistance ferme et rénitente, dépassant l'ombilic ; du côté droit elle remonte dans le flanc et paraît kystique. Malgré le grand nombre d'adhé-rences soupçonné, l'état général de la malade décide M. Reboul à tenter la laparotomie. Opérée le 14 février. La tumeur apparaît, de couleur rouge foncé, sillonnée de grosses veines et fortement vas-cularisée, s'implantant sur le pourtour du petit bassin et présen-tant l'aspect d'un ostéo sarcome des os iliaques. La ponction pra-tiquée ne donne que du sang. Après quelques essais de mobilisa-tion de la tumeur, le ventre est refermé. Les suites opératoires furent assez bénignes. Au deuxième pansement, qui est fait dix-sept jours après l'intervention, on est singulièrement étonné de con-stater une diminution considérable de la tumeur. L'état général devient excellent.

Revue ces jours derniers, la malade va tout à fait bien, elle peut reprendre ses occupations et ne souffre plus ; la tumeur a diminué des deux tiers environ, et est devenue mobile.

Observations XLVI et XLVII.

(Reclus, Soc. chirurg., 29 juillet 1891).

Sur deux femmes présentant de gros corps fibreux avec pertes considérables, Reclus tente la castration ovarienne qui échoue. Il ne peut amener à l'extérieur qu'une petite tumeur fibreuse pédiculée qui était, chez l'une, le quart, chez l'autre, le septième de la masse totale. Ces deux malades, opérées depuis cinq et sept mois ; sont guéries. Les tumeurs ont diminué de volume. Les métrorrhagies sont supprimées, tous les troubles ont disparu.

Observation XLVIII.

(Pozzi, Ibid.)

Récemment, à l'hôpital, chez une jeune femme ayant une très grosse tumeur et un mauvais état général, j'ai trouvé des végétations et des adhérences partout, et j'ai dû me borner à une incision exploratrice, suivie d'un petit drainage à la gaze iodoformée. Or, cette malade, opérée depuis trois mois, est comme ressuscitée.

Observation XLIX.

(Terrillon, Ibid.)

Une malade de 18 ou 19 ans fut opérée, il y a quelques années, par Terrillon, pour une grosse tumeur qui, après incision abdominale, fut considérée comme un sarcome inopérable et laissée en place.

Cette malade a été revue, l'année dernière, en parfaite santé ; cinq ans après l'opération, la tumeur était introuvable.

CHAPITRE II

Discussion du mode d'action de la laparotomie exploratrice.

———

Les hypothèses n'ont pas manqué sur le mode d'action de la laparotomie exploratrice ; leur nombre prouve leur insuffisance à donner, chacune prise séparément, une interprétation plausible. Aussi est-il utile de les étudier une à une, peut-être en les groupant, en les combinant, pourrons-nous y trouver la clef des phénomènes observés. Mais, alors même que nos explications et nos hypothèses seraient insuffisantes, la simple constatation des faits ne serait-elle pour nous d'aucun profit ? L'empirisme n'a-t-il jamais joué un rôle en thérapeutique, même en thérapeutique chirurgicale, et ne lui doit-on pas des méthodes et des procédés d'une grande valeur ? N'est-ce pas l'empirisme qui nous a légué, par exemple, l'iridectomie comme traitement du glaucome ? Ne sait-on pas combien de milliers de glaucomateux en ont bénéficié longtemps avant que l'on ait pu expliquer le mode d'action de ce procédé ? Et sans sortir du sujet que nous traitons, n'est-ce pas au hasard, à l'observation clinique, que nous devons la démonstration de la merveilleuse efficacité de la laparotomie exploratrice dans la péritonite tuberculeuse ? Il serait donc puéril de nier les faits parce qu'ils demeurent sans explication ; ils existent et méritent mieux. Nous ferons de fréquents emprunts, dans le cours de cette discussion, aux travaux déjà cités de W. White et Simon Duplay.

Le procès sera rapidement fait de la théorie de la prétendue coïncidence invoquée par Alban Doran. Pour cet auteur, il y aurait une simple coïncidence entre les améliorations, les disparitions constatées et la laparotomie exploratrice ; mais il saute aux yeux que les cas de cette prétendue coïncidence sont trop nombreux et indiquent une relation trop étroite entre l'acte opératoire et la modification consécutive, pour permettre de s'en tenir à une explication aussi facile. De ce que le hasard nous montre des résultats il ne s'ensuit pas qu'il faut les expliquer par ce même hasard.

Une autre hypothèse, non moins acceptable, est celle qui suppose une action spécifique de la laparotomie exploratrice. Or, n'est-ce pas se payer de mots, et parler de spécificité en pareille matière, n'est-ce pas vouloir se servir, à défaut d'explication, d'une abstraction dont on a tant fait abus. Qu'on admette la spécificité pour la péritonite tuberculeuse, jusqu'à un certain point, cela se conçoit, puisqu'on se trouve en présence d'un seul et même agent pathogène. Mais, devant la diversité des influences attribuées à la laparotomie exploratrice, devant la variété des lésions signalées, depuis le vulgaire processus fibreux d'origine inflammatoire jusqu'à la tumeur maligne, invoquer une pareille hypothèse, est inadmissible.

Nous passons sous silence l'action attribuée à l'anesthésie ; si, en chirurgie cérébrale, elle peut avoir quelque apparence de raison, il n'en est pas de même en chirurgie abdominale.

On peut se demander si la tuberculose n'est point intervenue dans la production de certaines lésions observées. On sait que, dans la péritonite tuberculeuse, il peut se former de véritables tumeurs, constituées par des masses fibreuses, qui donnent la sensation complète de néoplasmes solides. S'il en était ainsi, nous aurions affaire à un processus bien connu sur lequel nous n'ignorons pas l'action efficace de la laparotomie exploratrice. La spécificité des lésions expliquerait leur curabilité. Mais si elle nous rend compte de la destruction des agents morbides, elle ne peut nous faire comprendre la résorption des masses fibreuses à la formation desquelles la péritonite tuberculeuse doit sa guérison. On sait, en effet, qu'un des modes les plus communs de guérison de la péritonite tuberculeuse, à la suite de la laparotomie, consiste dans l'apparition de masses fibreuses, qui étouffent les productions tuberculeuses et empêchent ainsi la pullulation du microbe. Il nous faudra donc invoquer d'autres hypothèses, pour expliquer la disparition des adhérences franchement inflammatoires, consécutives à la pelvi-péritonite, qui se développe autour des trompes et des ovaires malades.

Le repos forcé et continu amène des améliorations bien connues en obstétrique. C'est un principe admis depuis déjà longtemps que les lésions inflammatoires subissent les modifications les plus importantes, du seul fait du repos absolu et prolongé. Or, l'hygiène qu'on impose aux malades, avant et après l'opération, réalise pour elles les meilleures conditions requises pour la transformation de leurs affections pelviennes. C'est donc un élément dont il faudra tenir compte, évitant ainsi d'exagérer, en faveur de la laparotomie exploratrice, des succès, dus au repos qui en est la suite obligée.

Nous passons maintenant à la discussion de théories plus intéressantes, théories qui, prises séparément, sont d'une insuffisance notoire, mais qui, réunies et combinées, peuvent éclaircir le problème qui nous occupe. Nous étudierons: I. l'action attribuable à la rupture d'adhérences ; II. l'action mécanique et la dérivation; III. l'action psychique ; IV. l'action réflexe due au traumatisme ; V. l'action congestive ; VI. l'action trophique résultante des trois dernières.

I.—Action attribuable à la rupture d'adhérences.—Dans un certain nombre d'observations, nous notons que l'opérateur ne s'en est pas tenu à une simple incision exploratrice ; dans plusieurs cas, le chirurgien introduit la main dans l'abdomen, cherchant à explorer les contours de la tumeur, détachant quelques adhérences, s'efforçant d'isoler le néoplasme ou l'organe malade et, par conséquent, amenant une certaine perturbation dans l'innervation et la circulation des tissus. D'ailleurs, alors même que l'on a l'intention de se borner à une simple exploration, le doigt qui va à la rencontre de la lésion peut rompre de légères adhérences sans qu'on s'en aperçoive.

Marchand, Villar, Hirons, dans leurs observations, avouent avoir décollé, détaché quelques brides fibreuses et ne s'être arrêtés que devant la multiplicité ou la résistance des cloisons. Richelot, dans l'observation I, s'en tint à la seule incision, mais dans les autres, tantôt il essaye de libérer une trompe, tantôt il déclare les adhérences trop fortes, trop ligneuses. Or, c'est avouer implicitement des essais de rupture, infructueux il est vrai, mais assez violents pour modifier la nutrition de ces brides membraneuses. Or, ces brides devant leur qualité d'être douloureuses à la présence de nerfs dans leurs interstices, on comprend aisément que cette sorte d'élongation, exercée par l'opérateur, amène une amélioration, une sédation immédiate des phénomènes douloureux, qui dominent le tableau des affections pelviennes et qui sont dus probablement aux tiraillements des adhérences sur les organes qu'ils accolent ; explication qui trouve sa démonstration bien évidente dans l'influence déjà citée du repos sur les lésions pelviennes ; le repos agit en effet en faisant disparaître l'inflammation et en supprimant la cause de ces tiraillements.

Poelk et Lucas Championnière avaient bien vu ces heureux effets de la déchirure des adhérences, quand ils proposèrent cette opération qui consiste exactement à rompre les filaments et les fausses membranes qui enveloppent la trompe et l'ovaire, à mobiliser ces organes et à refermer le ventre sans aucune extirpation d'organe.

Terrillon déconseille cette opération dans son *Traité des Salpingites et Ovarites*, et engage à une intervention plus radicale. Cependant nous voyons Tillaux, Terrier, Monod, vanter les merveilleux résultats obtenus par la rupture d'adhérences. Monod cite un cas de Nélaton qui, faisant une laparotomie pour de violentes douleurs abdominales, tomba sur des adhérences épiploïques qu'il détruisit ; la malade resta complètement soulagée. Tillaux parle d'un fait analogue. Il s'agit d'une femme qui était à peu près moribonde, chez laquelle il déchira simplement quelques adhérences et qui a parfaitement guéri.

Terrier attribue la guérison d'un néoplasme inflammatoire (Obs. xxxi) à la rupture de brides fibreuses, et relate trois faits de Landerer comparables au sien. Il s'agissait de malades venant consulter pour des accès gastralgiques avec douleurs localisées à l'épigastre et s'exagérant par les mouvements. L'excision des adhérences amena la guérison radicale des malades qui avaient été traités médicalement de toutes les façons possibles.

Ces divers observateurs sont unanimes à constater que l'on peut beaucoup espérer de l'intervention chirurgicale, mais seulement dans le cas d'adhérences circonscrites.

Or, la plupart des faits que nous étudions ont trait à des masses ligneuses, lardacées, inextricables confondant et englobant l'utérus et les annexes. Il faut distinguer, dans les résultats, deux éléments différents : disparition de la douleur, résorption des processus fibreux ; si le premier est attribuable à la rupture des adhérences, il faut invoquer en faveur du second les modifications des lésions amenées par la seule incision exploratrice. On comprend dès lors que les résultats satisfaisants obtenus, aient pu, de prime abord, paraître incompatibles avec une simple laparotomie exploratrice ; mais ils ne le paraissent plus, si nous faisons la distinction proposée ; bien plus, ils deviennent explicables,

si l'on s'entend bien sur la nature de l'exploration subie par
lésions, déchirures partielles, tiraillements en tous sens, élongation,
hémorrhagie.

II. — Action mécanique et dérivation. — Malgré la bonne foi
des auteurs que nous ne saurions mettre en doute, dans beaucoup
de cas la laparotomie n'est pas demeurée simplement exploratrice.
Le doigt qui va chercher une lésion, explorer une tumeur, déplace
les anses intestinales, mobilise les organes, les soulève, change
leurs rapports.

C'est ainsi que, dans l'Obs. xv, Richelot attire au dehors l'estomac, en exerçant sur lui d'assez fortes tractions, dans l'Obs. xvi,
Jaboulay palpe la tumeur, tâte la résistance des adhérences; enfin
dans presque toutes, l'opérateur a pu provoquer des déplacements
d'organes, qui peuvent expliquer l'action immédiate de l'intervention sur les symptômes fonctionnels. Dans l'observation de Richelot,
le malade qui avait une dysphagie extrême avant l'opération, se
met à manger peu de temps après. On peut invoquer l'action
réflexe, et nous sommes loin de la nier ; mais n'est-il pas admis-
sible que la rupture d'une bride fibreuse, le changement de
place de la tumeur qui pouvait comprimer le pylore, aient pu
lever l'obstacle au cours des aliments. Ce mode d'action n'est-il
pas plus probable dans le cas de Jaboulay ? Le malade présentait
tous les symptômes d'un cancer avancé du pylore. Après la
laparotomie tout accident disparaît. Or l'autopsie, qui fut pratiquée, démontra que la masse énorme formée par les adhérences
de l'épiploon, du colon transverse, de la petite courbure et du
hile du foi, reposait et devait exercer une compression sur la
grande courbure située en arrière. On est autorisé à croire que
cette compression, aidée d'un peu de torsion du pylore, a pu
être modifiée par un changement de rapports au moment de la
laparotomie et que l'obstruction pylorique a été ainsi levée incon-
sciemment par le doigt de l'opérateur : sur les derniers temps de

la vie, cette compression et cette torsion étant revenues, les acci-. dents n'ont pas tardé à reparaître. L'observation de Jaboulay est très intéressante au point de vue qui nous occupe actuellement, puisque la tumeur ne subit aucune amélioration et suivit son cours; seuls, les accidents fonctionnels furent pour un temps supprimés. L'étude détaillée d'un certain nombre d'autres observations nous fournirait l'occasion de noter l'action utile opérée par la modifi- cation dans les rapports des organes.

Dans un groupe d'observations relatées par Bland Sutton et Greig Smith, il fut nécessaire de remédier aux accidents d'obstructions, et l'on dut avoir recours, soit à l'entérotomie, soit à la création d'un anus iliaque provisoire. En agissant ainsi, on dévie le cours des matières fécales, on supprime une cause d'irritation, irritation qui avait contribué à la naissance des lésions. La cause disparaissant, les effets s'atténuent graduellement. Ainsi peuvent s'expliquer l'amélioration et la disparition des tumeurs.

Aussi bien pouvons-nous rattacher ces cas à la catégorie de ceux qui relèvent de la médication séparatiste, étudiée par Soulier sous le nom de médication désintercalante. Il lui attribue les résultats de la gastro-entérotomie et de l'entéro-entérotomie de Maison- neuve, ainsi que ceux de la nouvelle méthode opératoire pour la cure radicale du cancer du rectum, proposée par Polosson. On peut, grâce à elle, obtenir des améliorations et modifier heureuse- ment l'état de la lésion.

Les résultats excellents observés dans les cas de Greig Smith peuvent donc être attribués à la dérivation du cours des matières fécales, obtenue dans un cas par l'entérostomie, dans un autre par la création d'un anus iliaque. Bland Sutton attribue les résultats con- statés dans ses observations à une modification au cours des matières fécales résultant de la laparotomie exploratrice. Bien loin de donner à l'action mécanique ou à la dérivation tout l'honneur du succès dans les cas que nous analysons, nous croyons qu'elle n'a pu intervenir à elle seule sur la régression des tumeurs, et nous pensons que, dans ces faits, comme dans tous ceux où l'on pratique l'anus contre nature ou l'entérotomie, il faut aussi invoquer les actions congestive, réflexe, trophique, qui sont le fait de la laparotomie exploratrice et à l'étude desquelles nous allons nous livrer.

III. — Action psychique. — En recherchant quelle peut être l'action réelle des influences psychiques dans les guérisons observées à la suite de laparotomie, nous ne prétendons rien présenter de nouveau. L'influence du moral sur le physique est démontrée par une foule d'exemples. Le rôle de ces influences a été bien étudié par Duplay, dans un intéressant article auquel nous faisons de larges emprunts. Les effets de l'imagination ou du moral semblent s'exercer, non seulement sur les phénomènes douloureux, mais encore sur les sécrétions. Tout le monde connaît le résultat d'une émotion vive, d'une frayeur sur les sécrétions urinaires, intestinales ou lacrymales. La sécrétion salivaire se trouve elle-même excitée par le simple souvenir ou le désir d'un mets succulent.

D'après White, dans les conditions normales et physiologiques, il existe un équilibre entre le système nerveux central et le système du grand sympathique. Si l'équilibre est rompu, si le cerveau lance un influx trop énergique, son action étant prédominante, les fonctions du grand sympathique, ou des vaso-moteurs se trouvent déprimées. Que le cerveau soit, au contraire, paralysé par une émotion violente, l'action du système vaso-moteur devient prépondérant.

D'autres faits démontrent l'action des influences morales sur les phénomènes de nutrition : des altérations organiques diverses peuvent se manifester à la suite de vives émotions. Leloir a signalé, dans ces circonstances, l'apparition de lésions plus ou moins profondes de la peau : anémie, congestion, hémorrhagie, inflammation.

On sait que, sous l'influence de violentes impressions morales et plus particulièrement de la frayeur, les cheveux peuvent blanchir sur l'heure. Les exemples de calvitie presque instantanée ne sont pas très rares, et tout le monde connaît celui de Marie-Antoinette, dont la chevelure blanchit dans la nuit de son arrestation à Varennes. Lister a démontré, le microscope à la main, l'action directe des nerfs sur les cellules pigmentaires, en dehors de toute participation des vaisseaux. Il a vu, sous l'influence de l'excitation des nerfs, survenir dans les cellules pigmentaires des changements de coloration qu'il attribue à des mouvements moléculaires se produisant dans l'intérieur des cellules. On est donc en droit d'admettre que, sous l'influence du système nerveux seul, des troubles de nutrition analogues à ceux que l'on observe dans les cellules pigmentaires, peuvent se produire aussi dans d'autres éléments organiques.

A l'appui de la même théorie, W. White rappelle un certain nombre de faits très curieux d'hypnotisme, qui montrent que, sous l'influence du système nerveux, des modifications extrêmement importantes peuvent se produire dans la circulation de certains organes et, par suite, dans leur nutrition. Ne sait-on pas d'ailleurs que l'on a essayé d'utiliser en thérapeutique ces effets de l'hypnotisme et de la suggestion.

Duplay rappelle à ce sujet une expérience très intéressante de Dœlbœuf (de Liège). Ayant produit chez une femme, à l'aide d'un caustique, une brûlure absolument identique sur chaque bras, il suggéra à la malade que, d'un côté la brûlure guérirait sans suppuration et sans accident, et, en effet, de ce côté l'eschare se détacha sans suppuration, et la guérison complète fut obtenue dix jours plus tôt que de l'autre côté, où l'élimination de l'eschare s'accompagna d'une inflammation assez vive et de suppuration abondante. Duplay cite encore, à l'appui de la même thèse, un certain nombre de coxalgies hystériques, guéries par la simple suggestion. Dans un fait très intéressant de contracture des muscles du

4

membre inférieur, avec attitude vicieuse, ayant persisté pendant plus d'un an, et ayant déterminé une rétraction telle qu'il ne parvint pas à la surmonter, même sous le chloroforme, Duplay eut recours à la suggestion, qui finit par en avoir raison.

D'après tous les faits qui viennent d'être passés en revue, peut-on nier les effets des influences psychiques sur les phénomènes de nutrition !

Dans la laparotomie purement exploratrice suivie de guérison, n'est-il pas naturel d'admettre que l'émotion, parfois excessive, que provoque toute opération grave, l'espoir, sinon la certitude de la guérison inspiré par le chirurgien, peuvent jouer un rôle dans le processus curatif. On sera moins éloigné d'accepter cette influence si l'on songe que les émotions violentes, les chagrins, les grandes douleurs se retrouvent très souvent à l'étiologie des tumeurs. Pourquoi se refuser à penser que la cause morale triste qui a présidé à la naissance des lésions se changeant en illusion puissante, en espoir vivifiant, ne puisse transformer l'organisme et modifier la nutrition générale et locale, au point de faire rétrocéder et disparaître les altérations morbides ?

IV.— Action réflexe due au traumatisme opératoire.— Jaboulay suppose que la laparotomie doit être pour quelque chose dans les résultats de la gastro-entérostomie ou de l'entéro-entérostomie de Maisonneuve. Cette action, il l'attribue à l'action réflexe par laquelle elle ferait cesser l'élément spasme qui coïncide avec la tumeur.

Qui ne connaît, en effet, les améliorations produites dans la déglutition par le premier temps de la gastrotomie dans le cancer de l'œsophage ? Inversement, le simple cathétérisme de l'œsophage permet de lutter contre les troubles de canalisation amenés par un cancer du pylore. L'observation XXVI d'Israël nous révèle cette curieuse action. La malade présentait des phénomènes d'obstruction intestinale. On fait la laparotomie, qui reste simplement exploratrice et les accidents disparaissent. Un an plus tard, les mêmes symptômes se renouvelant, une seconde intervention est tentée, purement exploratrice à son tour, qui amène aussitôt la suppression des accidents.

Verneuil a démontré qu'il suffit souvent d'un très léger traumatisme accidentel ou chirurgical pour amener une perturbation de toute l'économie, réveiller les diathèses et provoquer, dans un point de moindre résistance, l'apparition d'une lésion ou l'aggravation de lésions déjà préexistantes. Les faits de cette nature sont aujourd'hui tellement bien connus, qu'il suffira de les rappeler sans en fournir d'exemples. W. White n'hésite pas à admettre que cette réaction du traumatisme, qui est le plus souvent nuisible, ne puisse dans certaines circonstances devenir favorable et curative. Cette influence curative serait due à une action nerveuse qui, modifiant profondément l'assimilation et la désassimilation, jouerait un rôle non douteux dans le mécanisme de la résorption des tumeurs, en activant les échanges organiques.

V. — Action congestive. — L'action de cette cause doit être surtout invoquée dans les observations où le chirurgien a donné issue à une ascite plus ou moins abondante. Comme on peut se le représenter, les viscères abdominaux soumis à la pression d'une certaine quantité de liquide sont singulièrement gênés dans leur fonctionnement. Le flot ascitique vient-il à s'écouler, aussitôt les anses intestinales deviennent rouges, turgescentes, la circulation retrouve son cours régulier dans les autres organes, et il se produit au total un tel afflux de sang que les centres supérieurs s'anémient au point d'amener une syncope consécutive. Ces faits sont bien connus. Or, en rétablissant, au niveau de la lésion, une circulation puissante dans les capillaires et les lymphatiques, ne pouvons-nous supposer qu'on exerce une influence favorable sur les échanges organiques et que l'on aide au phénomène mal défini de la résorption des tumeurs, qu'il faut bien accepter.

Quant à en définir le mécanisme, la chose est plus délicate, Alban Duran fait intervenir surtout la congestion et la relève dans la plupart des cas de résorption des tumeurs dites spontanées, se manifestant à la suite de la grossesse, d'inflammations diverses, ou de la ménopause. W. White et Duplay insistent sur les effets congestifs dus à la décompression et citent comme exemple de cette action curative due à la diminution de pression les cas de guérison à la suite de ponction capillaire d'un kyste, d'un hydrocèle ou d'une hydarthrose. Ce rapprochement s'explique, dans les cas de tumeurs avec ascite les effets de compression étant identiques. Cette hypothèse de la décompression suivie de congestion intense est confirmée par l'observation XIII, car cette poussée congestive curative se répéta chaque fois qu'on fit une nouvelle ponction pour achever de tarir l'ascite déjà considérablement diminuée par la laparotomie. Cette hyperémie n'existe pas seulement dans les cas où il y a évacuation de liquide ; elle se produit dans presque toutes les interventions sur l'abdomen.

On peut supposer que, dans ces cas, la congestion curatrice est encore due à la décompression. On sait en effet que, dans les conditions normales, les viscères sont soumis dans l'abdomen à une pression telle, qu'à la moindre ouverture de la paroi, ils tendent à s'échapper. Les effets seraient donc analogues avec évacuation de liquide ou sans évacuation ; seulement dans le premier cas, la décompression étant plus forte les effets seraient plus intenses.

Dans son observation XLIII, von Moselig Moorhof s'exprime ainsi: « La surface de la tumeur, sous l'influence de l'exposition à l'air et du contact des doigts, devint très congestionnée, et des ecchymoses apparurent sur plusieurs points ». Ces ecchymoses prouvent l'intensité de la congestion dont fut le siège le fibromyome très vasculaire qu'il avait sous les yeux. Il semble même que les effets congestifs, et par conséquent curatifs, soient en relation directe avec l'intensité du traumatisme opératoire. Si l'on veut bien se reporter à l'Obs. XIV, on y voit que Mendé, s'étant contenté

une première fois de refermer la plaie après un simple lavage, vit
l'ascite reparaitre. A la suite d'une deuxième intervention, où il
essaya avec beaucoup plus de force de détacher la masse papillomateuse, survint une rapide guérison. La physiologie ne nous
apprend-elle pas les propriétés excitantes que possèdent sur les
vaso-moteurs le froid, la chaleur, le contact, et n'est-il pas bien
naturel de supposer que ces différents facteurs interviennent pour
leur part dans la production de l'hyperémie des organes abdominaux à la suite de l'incision exploratrice.

Mickulitz, Esmarek, Sonnenburg confirmant les expériences de
Bier, avaient reconnu à la congestion une action manifeste dans la
guérison de la péritonite tuberculeuse Par analogie nous n'hési-
tons pas à reconnaitre à l'hyperémie un rôle important dans la
diminution ou la disparition des affections abdominales que nous
avons envisagées, et cette propriété curatrice de la congestion nous
l'attribuons à sa vertu trophique.

VI. — Action trophique.

VI. — **Action trophique**. — La nutrition des tissus est sou-
mise à l'influence du système nerveux ; celle-ci s'exerce, soit directement par l'intermédiaire de nerfs trophiques, soit indirectement
par l'intermédiaire de nerfs vaso-moteurs. Le nerf est un conducteur
dont le rôle est toujours le même : il décèle et met en activité les
propriétés des éléments avec lesquels il communique; il les fait fonc-
tionner, se multiplier et se détruire, il préside à leur nutrition, il
exerce une action trophique. Or, n'est-il pas naturel d'admettre
que ce pouvoir trophique du système nerveux subit des oscillations
qui le rendent tour à tour eutrophique, antitrophique ou hypertrophique.

L'organisme fonctionne-t-il normalement, aucune cause exté-
rieure ne vient-elle troubler la régularité de son mécanisme, le
système nerveux exerce son action eutrophique. Mais qu'une perturbation générale accompagnée ou non d'un traumatisme local en
un point de l'organisme où siège un ilot de cellules embryonnaires

(Conheim) que cette perturbation, disons-nous, modifie l'action du système nerveux, celle-ci devient alors hypertrophique; et les éléments se multiplient, se transforment et donnent naissance aux différentes variétés de tumeurs.

Si, au contraire, sous l'influence de causes et d'agents divers, le système nerveux, impressionné d'une façon particulière, transforme son action et devient antitrophique, les éléments organiques se détruisent plus rapidement, tantôt par autophagie, tantôt par résorption de ceux qui s'étaient anormalement développés. Nous pouvons alors nous expliquer les résultats de la laparotomie exploratrice. La congestion produite par la décompression et les agents physiques, l'influence psychique, les réflexes déterminés par l'acte opératoire, toutes ces actions réunies, agissant chacune pour son compte ou se combinant de façons les plus variées, excitent d'une manière spéciale le système nerveux, qui réagit à sa manière et exerce finalement son pouvoir antitrophique. Loin d'être invraisemblable, cette thèse trouve une preuve qui la corrobore dans ce fait, bien connu, de la guérison spontanée des tumeurs plus ou moins volumineuses et de nature diverse. On connaît même quelques exemples tout à fait exceptionnels de disparition spontanée de tumeurs cancéreuses. Si de tels faits ont été observés, il est permis de croire que l'organisme peut modifier spontanément sa nutrition et faire rétrocéder une lésion néoplasique avancée; cette action trophique, il la doit au système nerveux. L'incision exploratrice produisant les mêmes effets doit mettre en œuvre cette activité indéterminée mais réelle, qui provoque la guérison spontanée des tumeurs. Lawson Tait a même tiré de la connaissance de ces faits cette conséquence pratique conforme à nos conclusions, qu'il faut élargir de plus en plus le champ des opérations exploratrices, puisqu'elles peuvent, par elles seules, mettre en jeu cette tendance à la guérison spontanée des néoplasmes.

Une autre preuve de l'action trophique qui préside à la disparition des tumeurs, réside dans la connaissance de ces observations où l'on a constaté l'action curative de certains érysipèles sur les maladies cutanées, les ulcères phagédéniques, les eczémas, les cancroïdes. Or, cette action curative a été attribuée, à juste raison, par Després, à une action réflexe qui provoquerait des changements dans la nutrition et la trophicité des tissus altérés. Une observation bien intéressante de Bazy (Société de Chirurgie, 7 octobre 1891) montre l'action intense qu'exerce la laparotomie sur le système nerveux. Il s'agit d'une malade ayant subi la castration ovarienne et chez laquelle les suites opératoires avaient été accompagnées de tels accidents, qu'on songeait à une septicémie. Bazy ouvre le ventre pour l'explorer, et le soir même tous les symptômes disparaissaient, la température descendait le len temain à 37°,5; le troisième jour, elle était revenue à la normale.

Si cette théorie trophique est acceptable dans le cas de néoplasmes malins, combien plus encore ne l'est-elle pas, si, avec certains auteurs, on admet qu'un grand nombre de tumeurs ainsi résorbées, sont simplement des tumeurs inflammatoires. Mais, comme cette question des néoplasmes inflammatoires est très incomplètement élucidée, comme d'autre part les observations que nous avons citées se couvrent de noms tels que ceux de Lawson Tait, Terrillon, Richelot, nous pouvons nous fier aux interprétations qu'ils donnent sur la nature des altérations observées, altérations qu'ils considèrent comme de vrais néoplasmes.

CHAPITRE III

Utilité de la laparotomie exploratrice.

Les succès inattendus, obtenus après la laparotomie exploratrice dans des adhérences pelviennes parfois si considérables qu'elles peuvent simuler des tumeurs, méritent d'être remarqués, car ces lésions bénignes, en elles-mêmes, empruntent un singulier caractère de gravité aux symptômes qui les accompagnent. Il est à noter, d'ailleurs, qu'au dire des opérateurs toute intervention autre que la laparotomie exploratrice eût été téméraire ; elle eût pu amener la mort des malades par déchirure d'organe, collapsus ou hémorrhagie ; dans aucun cas, le chirurgien ne pouvait compter sur une cure radicale.

Lorsqu'il s'agit d'ascite, la laparotomie peut souvent être directement curatrice ; en tout cas, outre qu'elle n'est pas beaucoup plus dangereuse qu'une ponction évacuatrice, elle est certainement plus efficace et constitue un moyen d'exploration de la cavité abdominale dans les faits obscurs, l'occasion de succès heureux dans beaucoup de circonstances.

Arceloschi, dans son travail sur les indications de la laparotomie dans les ascites (*Morgagni*, 1893), arrive aux conclusions suivantes :

La laparotomie est applicable aux ascites localisées quand ces ascites sont liées à une péritonite chronique idiopathique. Elle l'est également contre l'ascite liée à des troubles vaso-moteurs dans la sphère du grand sympathique abdominal, contre l'ascite due à la présence d'une tumeur abdominale ou pelvienne.

L'auteur italien croit même que la laparotomie trouve son indication dans la cirrhose atrophique du foie, lorsque l'ascite est considérable ; elle ne serait contre-indiquée que dans les ascites se produisant chez les cardiaques et les brightiques. Terrier, Pozzi et d'autres auteurs n'hésitent pas à substituer l'incision à la ponction.

Quant à l'utilité de l'évacuation, elle n'est pas douteuse. On se représente combien, chez un sujet porteur de tumeur maligne, la présence des troubles fonctionnels, produits par l'ascite, peut hâter une cachexie qui aurait peut-être été lente à s'établir. Par la laparotomie, on supprime cette cause de débilitation de l'organisme qui devient capable, grâce au fonctionnement régulier de tous les appareils, de lutter contre l'envahissement du mal.

La laparotomie exploratrice est une opération efficace lorsqu'elle est pratiquée chez les cancéreux de l'estomac qui sont cachectiques ou très émaciés, la gastro-entérostomie ne saurait être associée à l'ouverture du ventre, immédiatement, que lorsque les malades ont encore une certaine résistance ou secondairement que lorsqu'ils auront repris des forces. Nos observations prouvent que souvent, grâce à des résultats inespérés, cette seconde intervention ne sera pas nécessaire. Contre l'efficacité de la laparotomie, on pourrait invoquer ces cas de prétendues tumeurs inflammatoires de l'estomac qui guérissent spontanément. Mais, dit Terrier, ne vous y fiez pas. On disait autrefois, pour l'appendicite, que l'intervention était inutile et que la maladie guérissait seule. En présence d'une lésion de l'estomac, il faut la voir. Quand on l'aura reconnue, on se comportera suivant les circonstances.

Ce que nous disons de l'estomac est applicable à l'intestin, et les observations de Greig Smith et Bland Sutton nous permettent de comprendre la part d'efficacité thérapeutique que l'on doit attribuer à la laparotomie exploratrice dans les cas où l'on pratique l'anus iliaque provisoire et l'entéro-entérostomie.

Il est utile de comparer les résultats inattendus obtenus dans les observations XXXVII, XXXVIII, XXXIX et XL, concernant la rate, aux statistiques peu encourageantes des splénectomies pratiquées ces dernières années. La mort survient le plus souvent par suite de la diathèse hémorrhagique qui accompagne toujours la leucémie avancée. Un des grands inconvénients de l'extirpation des rates hypertrophiées, c'est l'énorme quantité de sang dont l'organisme se trouve spolié. Dans un cas de rate pesant 6 ou 7 kilogr., Spencer Wells constata, après qu'il en eut exprimé tout le sang, une diminution de poids de 2^{kgr},500. Et, lorsque les conditions sont favorables, il faut toujours compter avec une leucémie post–opératoire.

La lecture de nos observations nous démontre la bénignité des suites opératoires dans presque tous les cas. C'est d'ailleurs chose admise aujourd'hui, depuis les rapides progrès de l'antisepsie, qu'une laparotomie est une intervention presque inoffensive. Il faut poser en principe que, dans les tumeurs malignes, il est utile d'intervenir le plus tôt possible. La laparotomie exploratrice dans ces conditions est le moins qu'on doive faire, le pis-aller comme intervention ; dans beaucoup de cas, elle sera un moyen d'établir solidement un diagnostic souvent singulièrement ardu à travers une paroi abdominale épaissie ou séparée des organes profonds par une couche liquide. Ces avantages de la laparotomie, au point de vue du diagnostic, ne sont plus discutés. Nous avons voulu surtout mettre en relief le bénéfice que l'on peut retirer de cette laparotomie purement exploratrice, dans les processus fibreux inflammatoires du bassin et dans les tumeurs abdominales ou pelviennes. Les succès pour nous ne sont point douteux, difficiles à expliquer, nous l'avouons, relevant souvent de causes variées, mais toujours évidents et réels. Les agents qui les provoquent ne sont pas à notre disposition, nous ne pouvons les diriger, les mesurer, les exagérer, nous en servir en un mot en tant que moyens thérapeutiques bien définis, mais ils sont souvent puissants et éminemment curateurs, et comme tels doivent être utilsés. Aussi terminons-nous en proclamant que l'incision exploratrice, faite dans les conditions antiseptiques requises, est une opération relativement bénigne qui n'expose le malade à aucun danger sérieux, aide puissamment à la vérification ou au redressement du diagnostic préopératoire, et ménage souvent au chirurgien les heureuses surprises de résultats inespérés.

CONCLUSIONS

1° L'influence palliative et souvent curative de la laparotomie purement exploratrice est évidente dans les processus fibreux du petit bassin, dans les tumeurs abdominales accompagnées ou non d'ascite, tels que néoplasmes de l'estomac, de l'intestin, du foie, de la rate, du pancréas, du péritoine et des organes pelviens.

2° Dans beaucoup de cas, ces résultats excellents ne sont pas exclusivement attribuables à la laparotomie, l'opération ne s'étant pas toujours bornée à une simple incision mais ayant été, dans beaucoup de cas, accompagnée de rupture d'adhérences, de mobilisation des organes, voire même d'intervention telle que colostomie et entérorrhaphie.

5° Toutefois, la laparotomie a paru exercer dans beaucoup de cas une action trophique intense amenant la diminution ou la disparition d'adhérences inflammatoires, de tumeurs ou d'ascite.

4° Ces résultats, si difficiles à expliquer qu'ils soient, sont cependant réels et nous autorisent à étendre plus largement les indications de la laparotomie exploratrice, aujourd'hui devenue presque inoffensive, grâce à la perfection de la technique opératoire et antiseptique.

5° On devra surtout la préconiser dans l'ascite accompagnant les tumeurs et la préférer dans ce cas à la ponction.

6° Enfin, dans tous les cas où une intervention radicale paraîtra impossible, si le malade n'est pas trop cachectique et peut supporter le choc opératoire, le chirurgien devra songer que la laparotomie simplement exploratrice constitue un puissant moyen de diagnostic et un agent thérapeutique dont les heureux effets ne doivent pas être dédaignés.

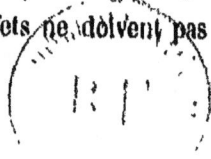

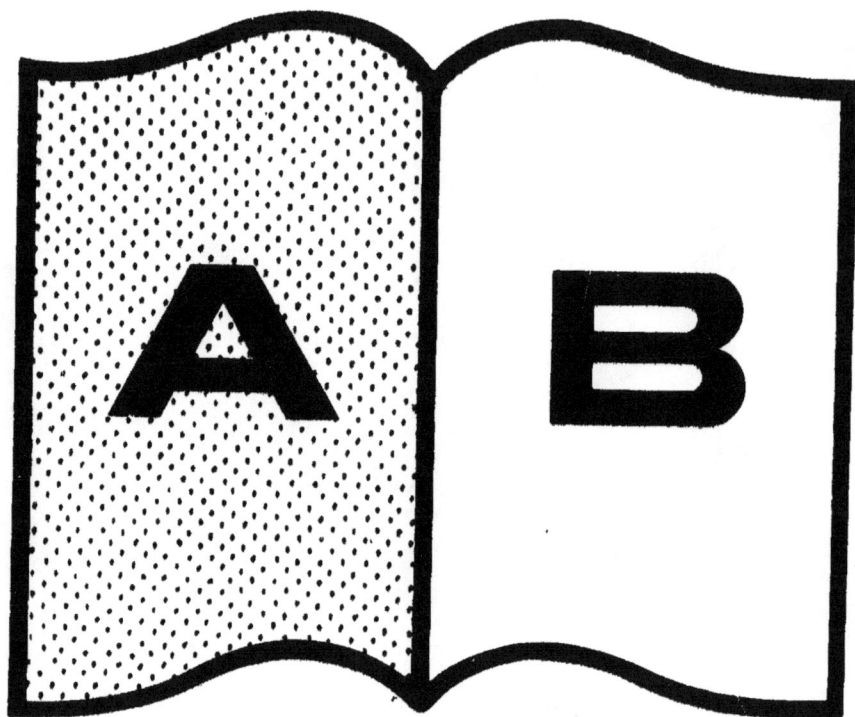

Contraste insuffisant

NF Z 43-120-14

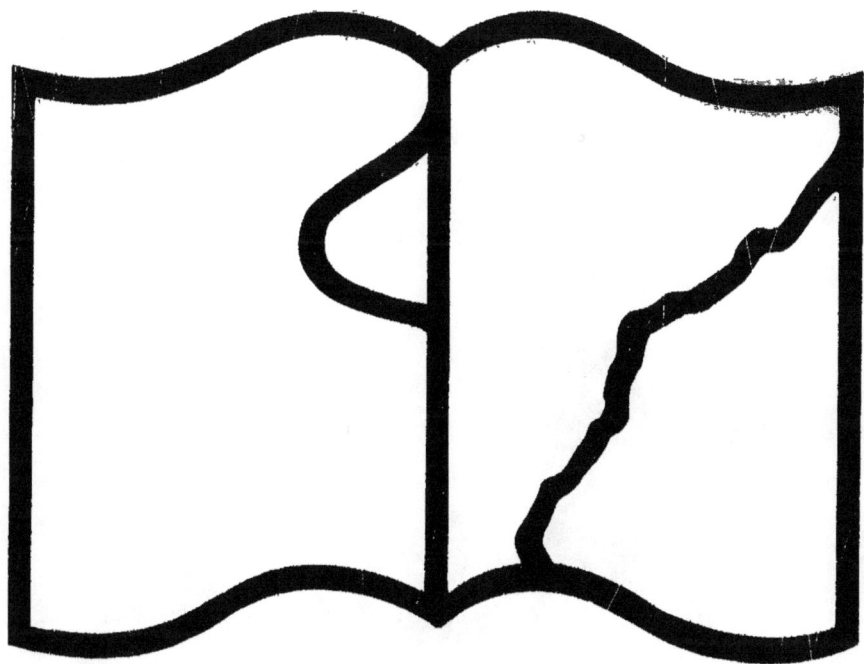

Texte détérioré — reliure défectueuse

NF Z 43-120-11